NOTICE

SUR

L'OPHTHALMOSCOPE

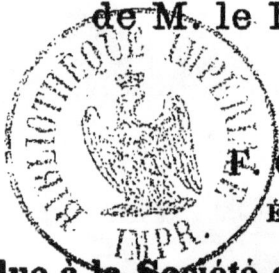

de M. le Dᴿ GALEZOWSKI,

PAR

F. CHAVERNAC,

Élève en Médecine.,

lue à la Société de médecine et de chirurgie
pratiques de Montpellier.

Séance du 25 Mars 1865.

« *Lux a luce pendet.* »
(DESMONCEAUX.)

MONTPELLIER,

Imprimerie administrative de L. CRISTIN et Cᵉ, rue Vieille-Intendance, 5,
près la Faculté des Sciences.

1866

MESSIEURS ,

Lorsqu'en 1851 l'illustre physiologiste de Kœnis-
berg, Helmolhtz , eut inventé l'ophthalmoscope,
une révolution s'opéra dans la pathologie oculaire.
La lumière qui éclaira le fond de l'œil , servit à
faire mieux comprendre les états morbides de tous
les organes qui composent l'appareil de la vision.

Les maladies internes de l'œil, avant Helmolhtz,
étaient inconnues ou mal connues. Leur histoire
anatomo-pathologique était à faire en entier.

Vous savez tous, Messieurs, le parti qu'ont
tiré de cet instrument ceux qui se sont occupés
des maladies des yeux. Il me suffit de dire que,
depuis 1851, la science de l'oculistique a fixé d'une
manière toute spéciale l'attention de certains hom-
mes éminents. Et les progrès faits par eux dans
cette branche de la chirurgie ont maintenant un
cachet de vérité et de certitude , résultat naturel

de la connaissance exacte des lésions anatomiques de l'œil.

Loin de moi l'intention de vous décrire tous les ophthalmoscopes inventés et mis en usage depuis Helmolhtz. Je ne ferai que les mentionner en citant néanmoins les inconvénients inhérents soit à leur construction, soit à leur application, et ceci ne me servira qu'à établir un terme de comparaison entre tous ces instruments et celui que j'ai l'honneur de vous présenter aujourd'hui au nom du savant oculiste qui l'a inventé.

Pour établir ce parallèle sur des bases solides, je reproduirai la division des ophthalmoscopes en deux catégories: 1° ophthalmoscopes à main, 2° ophthalmoscopes fixes.

Ophthalmoscopes à main. — Les premiers sont ceux de MM. Desmarres, de Coccius, de Liebreich, de Jœger, de Cusco, etc. Ils sont les plus usités en France.

Tous ont l'avantage d'être portatifs, et de ne pas être trop chers, ce qui souvent est une grande question pour les étudiants, car pour eux le moins cher est encore le meilleur. Malgré quelques avantages particuliers à tel ou à tel de ces instruments, et dont je n'ai pas à me préoccuper ici, ils ont tous, suivant nous, de sérieux inconvénients. Les voici :

1º Leur maniement ne s'obtient qu'au prix d'une longue habitude, à cause de la non fixité de la lentille objective. Les commençants ne peuvent obtenir cette fixité, parce que leur main n'a pas un point d'appui solide, et aussi se découragent-ils quelquefois.

2º Tous réclament pour leur usage une chambre noire, et c'est là une condition *sine quâ non,* car si vous supprimez l'obscurité, l'éclairage du fond de l'œil vous est rendu impossible.

Cette condition, qui en apparence n'est rien pour le médecin de la ville, devient insurmontable pour les élèves des hôpitaux. En effet, comment voulez-vous qu'un étudiant désireux de s'instruire, puisse procéder à l'examen d'un œil dans les salles avec n'importe quel ophthalmoscope? Il ne le peut pas.

Me dira-t-on que dans les salles où l'on met les maladies des yeux, d'ordinaire une chambre noire est attachée au service? C'est vrai ou cela doit exister. Mais l'élève n'a pas toujours cette salle à sa disposition. De plus, pour un étudiant qui voudra examiner les yeux d'un glycosurique ou d'un albuminurique, la difficulté n'en sera que plus grande; le malade est au lit, il peut avoir la fièvre, et ne demande pas à passer dans une chambre obscure.

Cette condition ne se montre pas avec tous ses

désagréments seulement dans les hôpitaux, mais quelquefois aussi dans la clientèle civile. Le médecin peut être appelé à faire de l'ophthalmoscopie dans des maisons de campagne où il n'existe ni rideaux, ni volets, en un mot, rien de ce qu'il faut pour faire une chambre noire. L'examen oculaire sera pour lui très-difficile.

3° La distance entre l'œil examiné et la lentille n'est pas déterminée, et cela devient un inconvénient pour l'observateur peu exercé, car il est obligé de tâtonner avant d'apercevoir distinctement la papille et tout le fond de l'œil.

Ophthalmoscopes fixes. — Ces instruments, qui sont des appareils compliqués, ne peuvent rendre des services réels qu'au clinicien, et je crois que c'est dans ce but qu'ils ont été construits. En effet, une fois qu'ils sont bien installés à poste fixe et le malade aussi, beaucoup d'assistants peuvent se livrer en très-peu de temps à l'examen de l'œil.

Mais si ces ophthalmoscopes ont cet avantage incontestable, leurs inconvénients n'en sont que plus grands. En effet, outre leur volume grossi encore par tout l'attirail qu'ils comportent et leur prix très-élevé, leur installation nécessite un temps précieux, une certaine habitude jointe à une grande précision.

De plus, l'examen oculaire est rendu difficile toujours par ce fait que la distance de la lentille à l'œil examinée n'est pas déterminée d'avance, et qu'on est obligé de faire de nombreux tâtonnements pour la trouver.

D'ailleurs ces instruments, tout comme les précédents, réclament pour leur application une chambre noire et exigent plus que tous les autres de la part du malade la position assise.

Il suffit d'en voir un pour comprendre que les étudiants ne peuvent pas s'en servir seuls durant le cours de leurs études.

Tels sont en résumé les principaux inconvénients des deux systèmes d'ophthalmoscopes usités depuis quinze ans environ.

Ophthalmoscope de M. Galezowski. — On en était là, lorsque le chef de clinique de M. Desmarres, M. Galezowski, très-versé dans l'ophthalmologie, eut l'idée de réunir dans un seul instrument à peu près tous les avantages des divers ophthalmoscopes, tout en évitant leurs désavantages respectifs. Le but qu'il s'est proposé, il l'a ingénieusement accompli.

Sur ces indications, M. Charrière construisit un instrument à peu près analogue à celui que je soumets à votre appréciation. Il fut présenté par M. Galezowski à l'Académie de médecine dans la séance du 7 janvier 1862. Mais sa taille et son volume, qui exigeaient une boîte binôme, le rendaient peu portatif et même incommode. Dernièrement MM. Robert et Colin, sur de nouvelles indications de M. Galezowski, l'ont avantageusement corrigé, et après quelques modifications successivement apportées par ceux qui l'ont manié dès le début', le voici tel qu'on le vend actuellement à Paris.

Il se compose essentiellement, comme tous les autres, d'une lentille grossissante et d'un miroir réflecteur légèrement concave et percé d'un trou à son centre.

La lentille est montée à l'une des extrémités d'un cylindre creux, long de 7 à 8 centimètres, évasé à l'autre bout, afin de faire fonction de chambre noire en s'appliquant contre l'œil examiné. Ce premier cylindre se meut à frottement dans un second d'un tiers environ plus long et d'un diamètre un peu plus grand, et qui fait l'office d'un corps de pompe. L'autre ouverture de ce deuxième cylindre en reçoit un troisième par emboîtement réciproque de même dimension que le premier, et dont le principal usage est d'allonger l'instrument. Il reçoit à son tour dans sa cavité un dernier cylindre qui supporte à son extrémité le miroir réflecteur. (Voyez la planche.)

Ce miroir, analogue à celui de tous les autres

ophthalmoscopes, est fixé au cylindre par les extrémités de l'un de ses diamètres au moyen de deux vis ; et par l'intermédiaire de ce double pivot, il peut subir différents mouvements d'inclinaison. Pour laisser arriver les rayons lumineux sur la surface réfléchissante, le cylindre est échancré d'une large ouverture taillée en bec de plume.

Le cylindre à chambre obscure est également pourvu d'une petite fenêtre qui permet à l'observateur de voir si les rayons réfléchis tombent sur le globe oculaire.

Enfin, la circonférence de la partie évasée est munie d'une garniture en caoutchouc, afin de protéger l'arcade orbitaire contre le contact métallique de l'instrument (*fig.* I, y).

Derrière le miroir et appliquée contre la petite ouverture, se trouve une petite lentille (a. *fig.* II) qui sert à rapprocher et à augmenter l'image de l'objet examiné.

Le miroir, tel qu'il avait été construit tout d'abord, était incommode à manier ; MM. les constructeurs remplacèrent une des vis par un bouton (D. *fig.* I) qui permet de faire agir le miroir plus facilement. Cette simple modification suffit pour rendre les mouvements plus aisés, surtout si l'on a soin de placer la lumière à la gauche du malade, car le bouton se trouve toujours au-dessous de l'instrument, quelque soit l'œil que l'on examine.

Pour se servir de cet ophthalmoscope, on fait au préalable dilater la pupille. Ce n'est pas une condition indispensable, attendu qu'il suffit d'un peu d'habitude pour voir la papille chez un individu sain. De plus, si l'on a soin de faire regarder au malade un point très-éloigné, on lui fait faire un effort d'accommodation qui sert à faire dilater un peu la pupille. Néanmoins, la dilatation de l'ouverture irienne sera toujours une bonne chose à obtenir pour un examen complet.

Cela fait, on place l'instrument de façon à ce que son axe se confonde presque avec l'axe optique de l'œil à examiner, en ayant soin de plonger cet organe dans une obscurité complète. La main du même côté que l'œil examiné maintient l'instrument dans cette position, en prenant un léger point d'appui sur la tête du patient.

La lumière doit être placée à peu de distance de la tête, peu importe le côté, mais de préférence à droite de l'observateur, par la raison que j'ai donnée plus haut. Elle doit se trouver aussi au même niveau que les yeux, afin de pouvoir éclairer convenablement le miroir. Un simple mouvement d'inclinaison imprimé au miroir suffit alors pour ramener les rayons réfléchis dans la direction de l'axe de l'instrument, et de cette façon on éclaire directement le fond de l'œil, ce dont on s'aperçoit en regardant par l'échancrure de la chambre noire.

L'éclairage accompli, pour voir la papille, il suffit de se rappeler qu'elle se trouve en dedans et en bas de l'extrémité interne du diamètre antéro-postérieur de l'œil; il faut donc que le malade tourne les regards du côté de son nez, et qu'il fixe un objet placé à une distance de 4 à 6 centimètres du miroir, c'est-à-dire que son axe optique fasse un angle aigu avec l'axe de l'instrument.

Si l'on ne voit pas du premier coup, c'est que le malade ne regarde pas à l'endroit voulu, ou que l'œil n'est pas bien éclairé. Quelques légers tâtonnements suffisent pour ramener le tout dans une position convenable.

Les conditions d'un bon examen sont les suivantes :

1° Dilatation de la pupille (soit normalement, soit artificiellemeut à l'aide du sulfate neutre d'atropine).

2° Position du malade; s'il est assis, il faut qu'il puisse solidement appuyer sa tête tout en la tenant un peu relevée; s'il est couché, il faut qu'il ait la tête basse et qu'il regarde en haut et en arrière.

3° La lumière ne doit pas être très-éloignée du miroir.

4° Le malade doit diriger les regards dans la direction d'un objet situé à une distance de quatre à six centimètres du miroir.

5° L'observateur myope doit rapprocher le miroir de la lentille.

6° Si l'examen se fait au grand jour, il faut que la lampe soit assez puissante afin que l'effet de sa lumière ne soit pas neutralisée par les rayons solaires, et que le fond de l'œil soit suffisamment éclairé.

Les avantages de cet ophthalmoscope sont faciles à déduire de cette simple description.

La chambre obscure qu'il porte constamment avec lui est un point capital, qui à lui seul suffirait pour le faire préférer à tous les autres.

En effet, l'élève, tout aussi bien que le maître et le praticien, peut s'en servir à toute heure de la journée et n'importe en quel endroit. Les uns et les autres peuvent l'utiliser tout comme un plessimètre, un stéthoscope, un spéculum.

La lentille qui est toujours la même et à l'abri de tout contact capable de la dépolir, offre à l'observateur cet avantage qu'il s'habitue de bonne heure à voir les lésions avec le même grossisse-

ment. De plus, elle est toujours placée à une distance fixe et invariable de l'œil du malade.

Le fait de l'invariabilité de cette distance n'avait
pas été encore mis en pratique, parce que l'on
croyait qu'elle variait pour un œil myope ou hyper-
métrope. Mais M. Galezowski a démontré que la
variation due à la myopie ou à l'hypermétropie est
si faible qu'on peut la considérer comme nulle ;
par conséquent, la distance focale est constante
dans l'un et l'autre cas.

C'est donc là un avantage réel sur les ophthalmoscopes à main, car dans ceux-ci, pour être mise
à la distance convenable, la lentille exige de longs
exercices ou une grande habitude, et encore est-
ce assez difficile de la tenir bien fixe, surtout dans
les commencements.

Ce serait une erreur de croire que l'éclairage de
l'œil avec cet instrument est difficile. Il suffit pour
se convaincre du contraire de se représenter le malade et l'instrument en position, et la lumière placée
comme il a été dit plus haut. Le miroir tel qu'il
se trouve réfléchit l'image de la lumière en dehors
de l'axe de l'instrument, soit au-dessus, soit au-
dessous du plan horizontal passant par les yeux.

L'observateur peut voir où se trouve cette image,
il imprime alors au cylindre du miroir un léger
mouvement de rotation de haut en bas, si l'image

est en haut, et de bas en haut dans le cas contraire, jusqu'à ce qu'elle soit ramenée dans le plan horizontal. Quand il y est parvenu, il la dirige dans la direction de l'axe du miroir, et, partant, sur l'œil, par un léger mouvement d'inclinaison du miroir.

L'observateur doit donc opérer deux mouvements très-simples et qui sont plus longs à décrire qu'à exécuter. D'ailleurs, l'habitude finit par dispenser de les faire, attendu qu'on arrive à éclairer directement l'œil sans presque toucher au miroir.

Cet instrument a sur les ophthalmoscopes à main l'avantage de pouvoir servir très-commodément aux démonstrations cliniques. Il suffit de l'avoir manié pendant quelque temps, pour être à même de montrer les lésions oculaires à de nombreux spectateurs, et cela sans préjudice aucun pour le malade ; je ferai cependant observer que certaines maladies de l'œil sont des contre-indications d'un long examen.

Par conséquent, le clinicien qui voudra le mettre en pratique, rendra à ses élèves un service signalé en leur faisant voir des lésions attrayantes autant par la diversité de leur nature que par leur modalité pathogénique.

Les maladies oculaires n'en seront pour eux que plus reconnaissables, plus positives, plus exposées au grand jour. De cette manière, cet instrument transformera l'élève en juge, et le fera directement assister à la vérification des faits émis par les classiques. Ce qui ne fera qu'ajouter à la justesse de la définition donnée par M. Bouisson : « La clinique peut être définie l'étude des maladies dans le double but de les traiter et d'en faire un sujet d'enseignement (1). »

Cet instrument peut encore être utile à quiconque sait dessiner; car tenant un crayon d'une main et l'instrument de l'autre, on pourra tracer sur le papier le croquis de la lésion anatomique, et faciliter soit ses études personnelles, soit l'examen ultérieur d'autres personnes.

Le tableau comparatif suivant fera encore mieux ressortir les avantages de l'ophthalmoscope de M. Galezowski.

(1) Bouisson, Tribut à la chirurgie.

OPHTHALMOSCOPE DE M. FOLLIN.	OPHTHALMOSCOPE DE M. GALEZOWSKI
1° Il doit être solidement fixé sur une table.	1° Il est portatif, et ne s'appuie que sur les arcades orbitaires.
2° La distance entre l'œil examiné et la lentille objective n'est pas fixe.	2° Cette distance est fixe.
3° Il faut une chambre obscure.	3° La chambre noire est inhérente à l'instrument.
4° Il est très-difficile de trouver la papille, à cause de de la distance indéfinie à laquelle on doit placer le malade.	4° Cette difficulté n'existe pas.
5° Il ne peut pas être employé quand le malade est au lit.	5° Il peut être employé pour examiner la papille dans les maladies cérébrales.

Tels sont les avantages que l'on peut retirer de cet instrument. Il faut maintenant, pour être juste, en considérer les inconvénients.

Le prix de cet ophthalmoscope (30 francs) ne constitue pas un inconvénient; quand surtout celui de M. Liebreich coûte une vingtaine de francs. Et celui qui voudra se payer celui dont je parle, ne regardera pas à la différence de dix francs, s'il veut bien lui reconnaître les avantages que je viens de décrire.

Son volume n'est pas excessivement incommode. Il est renfermé dans une boîte cylindrique qui a environ quinze centimètres de long, sur 5 à 6 de diamètre. Il peut donc facilement être mis dans une poche. sans être gênant par son poids, car il est moins lourd qu'une trousse.

Le plus sérieux de tous les inconvénients qu'on pourrait lui reprocher, c'est d'être insuffisant pour faire un examen complet de toutes les parties de l'œil. En effet, une lentille est nécessaire pour faire l'éclairage oblique, ce que l'on ne peut pas obtenir avec l'instrument à moins de le dévisser.

L'examen au miroir des milieux réfringents de l'œil ne peut pas se faire d'une manière complète, et il vaut mieux se servir pour cela d'un miroir ordinaire. Mais ce désavantage s'effacera, le jour où le miroir, au lieu d'être établi à demeure, pourra au contraire s'enlever, et s'adapter à l'extrémité d'un petit manche, tout comme celui de l'ophthalmoscope de M. Jœger ou de M. Liebreich.

Cette simple modification apportée dans la construction de l'instrument en rendra son utilité plus grande, et en assurera d'autant mieux son succès et sa popularité.

Je dédie ces quelques pages à mes condisciples, et particulièrement à ceux qui m'ont toujours donné des gages d'une sincère amitié. Je me dirais heureux, si elles pouvaient leur être de quelque utilité.

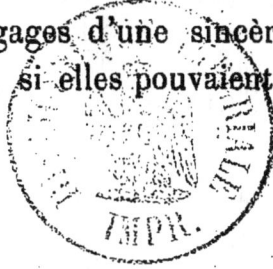

FIN.

Montpellier, imp. L. Cristin et Ce, rue Vieille-Intendance, 5.

Ophthalmoscope du Dr Galezowski.

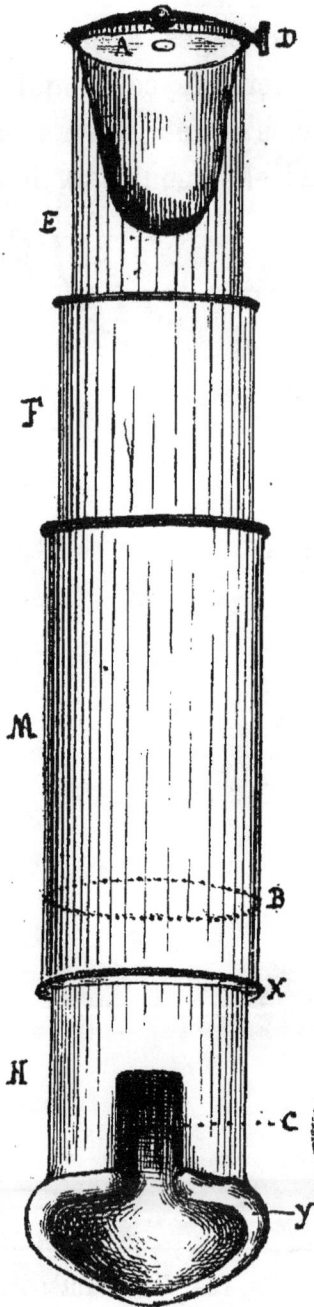

Fig. I.

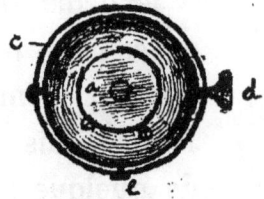

Fig. II.

Légende explicative

— Fig. I —

A. Miroir
B. Place de la lentille.
C. Chambre obscure.
D. Bouton servant à imprimer les mouvements au miroir.

E.F.H. Cylindres creux s'emboîtant dans le cylindre M.

X. pas de vis qui permet d'aller retirer la lentille.

Y. Garniture en caoutchouc.

— Fig II —

Miroir vu par la face externe.

a. petite lentille
b. face externe du miroir
c. circonférence du cylindre
d. Bouton
e. petite vis qui empêche le miroir de basculer de ce côté.

autographié par l'auteur.

www.ingramcontent.com/pod-product-compliance
Lightning Source LLC
Chambersburg PA
CBHW050454210326
41520CB00019B/6212